Mijn verslaving overwinnen

Mijn verslaving overwinnen

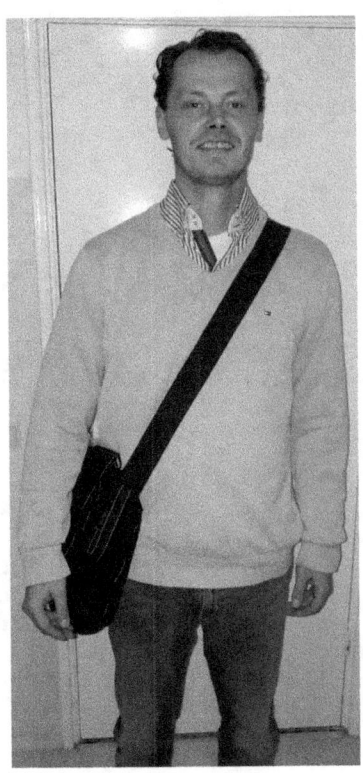

Jasmin Hajro

Jasmin Hajro

ISBN : 978-0-244-52312-1

Omslagontwerp door

Jasmin Hajro

Eerste editie 2019

Rond 1990 in Bosnie…
Soldaten kwamen
en de mannen en jongens werden meegenomen
De echtgenoot en 2 zonen
van tante Vahida werden meegenomen…

Nooit meer werd er iets van ze
gehoord of gezien

We waren in de stad, voor een winkel
even wachten in de auto….
Pakje sigaretten bij me…
stiekem eentje roken
terwijl ik wacht…
Stoer
Helemaal duizelig geworden…

Ik was 16 jaar ongeveer...
Daarna vaker gerookt
Ik ben nu 34 jaar oud en ik rook iedere dag..
voornamelijk zware shag…
gerolde shaggies, zonder filter
Dan proef je er nog wat van
Ik hoef die slappe sigaretten niet.
2 pakjes shag van 40 gram,
rook ik per week.

Het was met Kai
een goede vriend van mij…
We zaten samen in de klas op school..
Dat ik mijn eerste biertje dronk..
Bittere smaak…
Ik zal wel 16 of 17 jaar oud zijn geweest…

Daarna dronk ik vaker…
gezellig….uitgaan…
biertjes drinken…
dronken worden…
kotsen…
delen van de avond vergeten…
Volgend weekend weer bier drinken…

Het is nou donderdag 19 september 2019
21:31 uur
dat ik dit schrijf…
De dag begon kut…
Ik werd vroeg wakker…
rond half 8…
moest plassen…
Maar ik had me toch een pijn aan de linkerkant van mijn
gezicht….
Het leek steeds erger te worden..
Een van mijn afgebroken kiezen waarschijnlijk…
of de wortel…
4 of 5 paracetamols genomen…
3 Boterhammen met pindakaas en chocoladevlokken gegeten..
Koffie gedronken en shaggies gerookt…

Daarna wou ik nog slapen…
maar moest opstaan…
Mijn zwangere zusje moest voor controle
naar de kraamzorg..
Even checken of alles goed is met de ongeborene…
Mama krijgt bezoek van de zorgverlener die
thuis langskomt om haar te helpen
zich te wassen en te douchen…
Ik moest ondertussen
op mijn nichtje Esmina passen…
Tussendoor meer kopjes koffie gedronken..

meer shaggies gerookt,
een bord bami naar binnen gewerkt..
Het eten dan, niet het bord waar het inzat.

Zusje kwam terug,
met een vriendin die ook een klein kind heeft,
een zoontje dat een beetje autistisch is,
of een leerachterstand heeft.
Omdat ie al 3 jaar is en niet praat…

Ik ging joggen,
het gebruikelijke rondje
door de buurt en stad…
Ongeveer 10 minuten warmlopen,
daarna rennen,
daarna uitlopen…
3 kwartier of een uurtje duurt dat…

En ja als ik bezweet thuis kom,
dan pak ik als eerste een kop koffie
en rook een shaggie…

Daarna douchen,
trok me af in de douche…
Bad schoonmaken…
En moest eigenlijk werken,
sets wenskaarten gaan verkopen,
maar ik ben naar bed gegaan
om te slapen.
Een powernap..
een uurtje,
kan daarna wel gaan werken…

Maar ik werd pas om half 7 in de avond

wakker….

Een boek opgezocht van Tscjehov : Korte verhalen,
op de zolder
in de dozen met boeken…
Ik wil ook wel wat korte verhalen
gaan schrijven…
De meeste van mijn boeken zijn
al aan de korte kant.

Nog wat andere boeken meegenomen
naar mijn kamer..
Leren van de meesters…
Ik had graag meer gelezen
dan ik heb gedaan
de laatste tijd.
Ik moet weer in de gewoonte komen,
om iedere dag wat te lezen…

Heb wat meer koffie gedronken,
gerookt,
en kreeg een stuk baklava
(zoet gebakje).

Gister tijdens het schijten
kreeg ik het idee
voor dit boek,
dat ik nu schrijf en
dat jij nu leest…

Ik wil natuurlijk graag een bestseller schrijven…
Om de eer ,
om het geld,
om de satisfaction

etc…

Maar ik wil vooral graag
een boek schrijven dat mensen helpt.
Dat geeft toch de meeste genoegdoening…

Dus dit boekje of boek…
Wanneer is het een boek en niet meer een boekje
eigenlijk ?

Zal gaan over mijn verslavingen,
van vroeger en nu
en hoe ik die heb overwonnen…
Zodat jij
jouw verslaving kan overwinnen.

Ik schrijf non-fictie
ervaringen uit de realiteit.
Ervaringen uit mijn leven als mens..
als verkoper..
als schrijver..
als ondernemer…

Ergens in mijn schooltijd,
nadat ik al regelmatig rookte…
Probeerde ik een keer wiet te roken…
Ik vond de smaak niet zo lekker…
Ik werd er wat losser van ,
zei die vriend waar ik mee blowde…
Ik opende mezelf en praatte meer…

Ik was nogal stil…

Later kwam de vreetkick
en de lachkick
We lachtten ons kapot om niks…

Daarna werd het steeds vaker wiet roken..
Hasj uitproberen..
Mildere smaak…

Ieder weekend stoned,
alcohol erbij drinken…
Om stronken te worden…
stoned en dronken tegelijkertijd…

Daarna experimenteren met andere drugs…

Dat was dus hoe ik mijn eerste biertje dronke
en daarna voor de lol
de gezelligheid vaker alcohol dronk.

Ik bleef drinken,
vaak in het weekend.

Nadat ik mijn Mavo diploma haalde,
en werk vond..
en werkeloos werd..
en weer werk vond…

Later wat meer biertjes…
Wijn uitproberen…
Whiskey…
Tequila…
die gevaarlijke shit…

Ik was wel eens dronken geweest
en vergat wel eens een stuk van de avond….
Maar dankzij tequila
eindigde ik op het politiebureau..
iemand bedreigd…
gezegd zijn huis of camper in de fik te willen steken,
nadat ik in zijn tuin aan het pissen was..
Tegen de gearriveerde agent
gezegd : ik ga je vermoorden…

''Bedreiging en bedreiging van een ambtenaar in functie''

Ik kan me er nog steeds niks van herinneren…

Ik kreeg werk bij Landal,
als afwasser…in 2007
werkte hard en dronk nog steeds.
Ik werkte me op naar kok
en zaten vaak na te drinken,
na het werk…
Gezellig…

Maar ik zoop verder,
nadat ik thuis kwam…
Ik versliep me wel eens
en kwam te laat op het werk…

Wel eens half wakker,
met een kater,
gewerkt…
Dat je de alcohol kon ruiken
uit mijn porieen..
nadat ik begon te zweten…

Maar ik werkte hard…
dus ik vond dat ik het verdient had
om te ontspannen
na het werk…..
Ik dronk zowat dagelijks…

Na de wiet en hasj
probeerde ik speed
lekker wat lijnen snuiven…
chemische kutsmaak…
Alsof je 100 koppen koffie had gedronken…

Een aantal keer cocaine gesnoven…

En xtc tabletten…

Steeds vaker tabletten slikken
en steeds meer…

We hadden natuurlijk wel wat lol…
en lachtten…
Maar ik maakte mezelf kapot…
Kreeg overal schijt aan…

Op een gegeven moment
bestond veel van mijn tijd uit
rondhangen met ''vrienden''
en van de kaart worden…

Met drank en drugs..

Het werden gewoontes,
ieder weekend
iedere week
iedere dag..

Na iets van 10 xtc pillen
wat speed en rode vodka
tripte ik veel te hard…
En raakte in coma
Werd wakker in het ziekenhuis…

Rond de tijd na mijn verjaardag
in juli 2010
nadat ik veel had gezopen,
hard had gewerkt
en nog meer had gedronken..
Zakte ik in elkaar
thuis…

Ik ben een aantal keer in elkaar gezakt…
Ik dacht als ik zo doorga…

Dan ga ik kapot…

Na die coma
ben ik gestopt met drugs gebruiken…
Had mijn lesje wel geleerd…

Na een aantal keer in elkaar te zijn gezakt…
ging ik stoppen met drinken…

Begon als een gek thee te zuipen…
Iedere dag…
Liters thee…
Koffie dronk ik zowiezo al,
nu wat meer….

Toen niks me meer kon schelen..
heb ik een aantal keer de wet overtreden…
Shag gejat en iemand met een blikje fris
op zijn hoofd geslagen..
Die bedreigingen van die burger en die agent..
Een keer hadden we een jongen in elkaar geslagen
En een keer kusste ik met mijn zatte kop
een meisje in een discotheek,
die dat niet wou..

Een taakstraf voor die kus
en 8 maanden in totaal
in gesloten internaten…
Verdeeld over 3 periodes
van een aantal maanden
in 3 internaten…

Dat was kut,
ik wou niet tussen de crimineeltjes zitten…
En hatelijk…
dat iemand anders
alles voor je bepaalt..

Maar die periodes hielpen wel om clean te worden
uit mijn negatieve vriendenkring
te zijn..

te gaan sporten
fitnissen…
Boeken lezen...

Weer helder worden….

Daarna was het voornamelijk
een kwestie van…
gewoontes vervangen
door andere goede gewoontes…

In plaats van drank…
spa rood
water met koolzuur…
veel thee
iedere dag een thermoskan thee
veel meer koffie…

Boeken lezen…
schrijven in mijn lege boek (dagboek)

Schaken…

Films kijken…

Filmpjes op youtube kijken
over motivatie en succes,
dagelijks...

Mijn kleine pleziertjes hield ik wel over…
bakje koffie en een sigaretje (shaggie)

Dat was gedrag van me
dat ik aan het veranderen was….

Geestelijk was het meer van :
niet meer aan drinken denken…
bezig blijven
zodat ik er niet meer aan dacht…

Niet meer aan drugs denken…
bezig blijven
zodat ik er niet meer aan dacht..

Dat waren dus de geestelijke en lichamelijke
dingen die ik aan het veranderen was….

Mijn gedachten
en mijn activiteiten….

Soms was het zwaar…
na 1 of 2 maanden nuchter van de drank…
voelde ik me nog steeds niet sterker….
Maar ik was het wel natuurlijk…

Mijn gedachten en gedrag was ik aan het veranderen…
en jij kan ook je gedachten
en gedrag veranderen…

Bezig blijven
over andere dingen nadenken…
vluchten in een goed boek...een spannend verhaal
in een goede film…

Dan zijn er al weer wat uren voorbij…
dat je niks hebt gebruikt of gedronken…
na de film en na het boek gelezen te hebben…

Twee van de belangrijkste dingen die ik deed
waren….

1. Ik ging niet meer naar plaatsen waar drugs werd gebruikt
en waar alcohol werd gedronken…
Niet meer op bankjes in parken rondhangen
tussen de stoney's
Niet meer naar kroegen
en discotheken…

2. Ik besloot dat ik niks had aan de mensen
waar ik mee omging.
Jaren later waren ze nog steeds
aan het drinken en drugs aan het gebruiken…
Dus ik verbrak het contact met ze…
Ik ging niet meer met ze om.

Je begrijpt dat als iedereen om je heen drinkt,
jij eerder ook alcohol zult drinken
omdat het normaal lijkt.
En zo is het ook voor drugs..
als iedereen om je heen drugs gebruikt…
zul jij ook eerder drugs gebruiken
omdat het normaal lijkt…

Dus je belangrijkste ActieStap is :

Blijf uit de buurt van mensen en plaatsen
waar alcohol wordt gedronken
en waar drugs wordt gebruikt.

Blijf thuis,
dan ben je maar alleen,
boeien…
Je hersens gaan tenminste niet naar de klote !

Later vind je wel gewone mensen
die nuchter en clean zijn
om mee om te gaan,
Zie je...
je vervangt niet alleen je gedachten en je gedrag
maar ook de mensen waar je mee omgaat.

Levensverandering..
jouw leven veranderen..
beter maken...
doe je door je gewoontes te veranderen...

Het was een gewoonte van je
om met die losers om te gaan,
en je vervangt je oude gewoonte door
een nieuwe gewoonte...
(eerst even alleen zijn) en
daarna met mensen omgaan
die clean en nuchter zijn....

Die over 10 jaar niet nog steeds aan het gebruiken & het zuipen
zijn, maar over 10 jaar...
iets hebben bereikt...
Goed werk, eigen huis, vakanties, reizen....

Stort je ook op je werk
of vind werk en stort je erin…
Word de beste..de hardste werker
op je werk..

Ten eerste is werk de beste therapie voor je...
(volgens dokter Maxwell Maltz)

Ten tweede verdien je geld…
kun je je rekeningen betalen
en kun je ervan genieten…

Wie doet je wat ??

Je verandert ook gewoon je verslavingen…
of ruilt je slechte verslavingen voor goede verslavingen…
je wordt verslaafd aan werken
je wordt verslaafd aan boeken lezen
je wordt verslaafd aan video's bekijken over succes en
motivatie
je wordt verslaafd aan sporten…
je wordt verslaafd aan goede films…
je wordt verslaafd aan wandelen…

je wordt verslaafd aan geld verdienen
je wordt verslaafd aan schrijven
je wordt verslaafd aan geld sparen…

je wordt verslaafd aan je hobby
je wordt verslaafd aan goede dingen doen
je wordt verslaafd aan goed leven
je wordt verslaafd aan lekker uit eten gaan
je wordt verslaafd aan je huisdier

je wordt verslaafd aan goede gewoontes
en je gaat je steeds beter voelen
over jezelf en jouw leven.

Ja in het begin kan het wat moeilijk zijn…
Maar het wordt steeds makkelijker…
want je denkt er niet meer aan en je bent bezig met andere
dingen….

Alle troep je huis uitgooien
niet meer naar plaatsen toe waar troep wordt gebruikt
of gedronken..
Niet meer met losers omgaan
die zuipen en gebruiken.

En verslaafd worden aan
wat goede en gezonde dingen
zoals werken
en sporten
en genieten van het leven…

Waarom begon dit boek
met het waargebeurde
en erg dramatische stukje
over mama's tante Vahida
en de tragedie
van haar verlies....
?

Omdat
waar jij ook mee worstelt
of verslaafd aan bent...
Niemand komt jou afvoeren...
En de mensen waar jij van houdt ook niet.
Zo slecht heb je het helemaal niet...

Je hebt een verslaving en die ga je overwinnen
door te doen wat in dit boek staat...
je gedachten veranderen
je gedrag veranderen
de mensen waar je mee omgaat vervangen
je verslavingen en gewoontes vervangen
door goede verslavingen en goede gewoontes...

Als ik het kan,
dan kan jij het ook !

Ik hoop dat dit boekje
je helpt…
Of dat je het aan iemand geeft
die het nodig heeft,
zodat het die persoon helpt.

Wat je verslaving ook is,
dit is hoe je het overwint.

Lees het zo vaak als nodig is…
Maar het belangrijkste is dat je die genoemde dingen doet
en je verslaving vervangt
en daarmee overwint.

Als dit boekje je helpt
geef het dan wat sterren
en schrijf er wat goeds over als review.
Dank je wel.

Als cadeautje
krijg je boekje
Recept voor Geluk..
je kan het lezen
op de volgende pagina's..

<u>boek Het Recept voor Geluk</u>

Er is een boek geschreven over een waar gebeurd verhaal...
Een man die in een concentratiekamp zat ten tijde van Hitler,
en gelukkig was.

Dus,
geluk heeft Niks te aken met jouw omstandigheden.

Het heeft alles te maken met,
jouw keuze om gelukkig te zijn,
ongeacht omstandigheden.

Kies ervoor om gelukkig te zijn.

Natuurlijk zijn er mindere periodes in het leven,
zoals wanneer iemand waar je van houdt,
overlijdt.
Dat hoort bij het leven.

En periodes van verdriet met je gewoon verwerken.

Verwerken doe je het beste door erover te praten,

je hart te luchten, regelmatig.

Door erover te schrijven,

als je een situatie of je gevoelens erover opschrijft,

dan staat het op papier,

en zit het minder in je hoofd.

Schrijven is een goede uitlaatlep.

Verwerken doe je ook goed door :

bezig te blijven.

Of dat nou in je werk of je hobby is.

Ze zeggen : een rollende steen vergaart geen mos.

Dus blijf bezig....

Oke, een goede les geleerd om negatieve ervaringen
beter te verwerken.

Maar je bent hier voor het Recept voor Geluk, toch ?

Nou, de les hiervoor helpt je om het Recept beter voor je te
laten werken.

Hier komt ie dan...

Je leest vast wel 's een lokaal krantje,
en je kijkt vast regelmatig naar het journaal

(het dagelijkse nieuws op tv)

Is je al opgevallen dat het voor 99% Slecht nieuws is ?
Alleen maar ellende..
Als je niet beter wist,
zou je denken dat de hele wereld aan het vergaan is.

Als het voor jou een gewoonte is,

om dagelijks een half uurtje naar het journaal te kijken...

Heb je er wel's bij stil gestaan of dat wel gezond is ?

Word je er gelukkig van ?

Natuurlijk Niet !

Het makkelijkste verander je een gewoonte

door het te vervangen met een nieuwe gewoonte.

Dus vanaf vandaag ga jij

in plaats van dagelijks een half uurtje

naar de wereldellende op het journaal te kijken...........

Een half uurtje per dag naar COMEDY kijken.

Verplicht.

Iedere dag.

Nou is half 8 in de avond geen nieuwstijd,
maar Comedy tijd.

Als je naar comedy kijkt,

ontspan je &

lach je.

Klinkt al gezonder, vind je niet ?

Nou, iedere dag lachen is makkelijk te doen, toch ?

En je oude slechte gewoonte vervangen,
met een leuke, gezonde nieuwe gewoonte,
is ook makkelijker dan je had gedacht.

Behalve dat ontspanning goed voor je is,

maakt wanneer je lacht,

jouw lichaam endorfines aan.

Dat zijn natuurlijke geluksstofjes.

Nou, je hebt na 21 dagen,

een nieuwe gewoonte gevormd.

<u>Dus kijk iedere dag Comedy.</u>

Je kan veel standup comedy op Youtube, gratis kijken.

Simpel ?

Zeker, maar je moet het wel even doen,

iedere dag,

totdat je er niet meer over na hoeft te denken,

en je het automatisch gaat doen.

Even wat Geluksingredienten op een rij :

- Kijk iedere dag comedy, minimaal een uur

- Eet ijs, trakteer iemand op een ijsje

- Ga sporten, lekker van je afslaan met tennis of lekker hardlopen

- Pis in de tuin
(en als je een boete krijgt voor wildplassen, dan lach je je helemaal stuk)

- Maak je geen zorgen, het leven is te kort daarvoor
(door bezig te blijven, heb je geen tijd om je zorgen te maken)

- Knuffel mensen waar je van houdt

- Ga gezellig een kopje koffie drinken

\-   Neem een kat of een ander huisdier

\-   Als je geld ontvangt, spaar gelijk een deel ervan

\-   Laat je niet bang maken door de media,
de wereld wordt niet slechter, de wereld wordt steeds beter.

\-   Sex, need I say more
(als je sex hebt maak je ook endorfines = geluksstofjes aan)

Misschien is het Recept anders dan je had verwacht,

maar daar gaat het niet om,

het gaat erom dat het werkt &

jou helpt gelukkiger te leven.

Doe het,

het is makkelijker

dan zuur te kijken.

Als je dit een goed boek vindt,
wil je dan zo vriendelijk zijn
om het aan te raden
bij mensen die jij kent.

Zodat ook zij ermee vooruit worden geholpen.

Dank je.

Previeuw Bouw Jouw Fortuin

Het betaal jezelf eerst principe.

Het betekent dat wanneer je jouw geld ontvangt,
je eerst jezelf betaalt door bijvoorbeeld een tiende opzij te
zetten.

Om het resultaat hiervan te verduidelijken,
maken we een voorbeeld berekening.

Je verdient bijvoorbeeld 3000,- euro per maand.
En je betaalt jezelf eerst,
oftewel : je zet een tiende (10%) van je inkomen opzij.
Dus 300,- euro per maand.

Het jaar heeft 12 maanden,
dus na 1 jaar heb je (12 x 300) = 3600,- euro.
Na 1 jaar heb je een heel maand salaris opzij gezet.

Als je iedere maand een tiende opzij zet,
hoeveel heb je dan na 10 jaar ?

(3600 x 10) = 36000,- euro.
Dus na 10 jaar heb je 36000,- euro
oftewel een heel jaar salaris opzij gezet.

Verderop in dit boek : Bouw jouw Fortuin,
ziet u hoe u dat bedrag dat u maandelijks opzij zet.
Harder kunt laten groeien.

Previeuw Bouw Jouw Fortuin

<u>10 % van alles</u>

Het is belangrijk dat wanneer je eerst jezelf betaalt,
door 10 % opzij te zetten.
Dat je 10 % van alles opzij zet.

Natuurlijk 10 % van je inkomen.

Maar ook 10 % van de fooi als je die krijgt,
ook 10 % van je toeslagen,
ook 10 % van je cadeaugeld,
ook 10 % van je 13de maand,
ook 10 % van je bonus,
ook 10 % van je loonsverhoging,
ook 10 % van je belasting teruggaaf,
ook 10 % van je welkomstpremie.

Vanuit welke hoek of van wie dan ook je geld ontvangt,
het eerste wat je doet is jezelf eerst betalen.
Door een tiende ervan opzij te zetten.

Einde previeuw

Voor meer informatie over dit boek , ga naar onze verbeterde
website : www.hajrobv.nl

Previeuw boek Moneymaker

Moneymaker 3.

de bijbel voor ondernemers, geschreven door een ondernemer.
Dus jouw dagelijkse kost.

Nee, het gaat niet over GOD.

Er staat, geschreven door een ondernemer.....

JIJ LEEST ALLEEN MAAR BOEKEN DIE GESCHREVEN
ZIJN DOOR MENSEN DIE EEN EIGEN BEDRIJF
HEBBEN !!
Begrijp je dat ?

Zo voorkom je dat je geest voedt met BULLSHIT.
En dat je BULLSHIT gaat modelleren.
Dus bespaar je jezelf tijd en geld.

Ok, dan even over die Ondernemersbijbel.
Het heet No Excuses, the Power of self discipline En is
geschreven door Brian Tracy

En ja die heeft een eigen bedrijf. Anders stond zijn naam hier
Niet.

Het komt toch op zelf discipline neer.
En zelf discipline maakt dat jij je heel erg Goed voelt over jezelf.

Als je gaat sporten bijvoorbeeld, terwijl de meeste mensen tv aan het kijken zijn.
Als je op zaterdag werkt, terwijl de meeste mensen weekend houden.
Als je op zondag een stap zet richting het bereiken van je doelen.

Bovenstaande 3 voorbeelden, vereisen zelf discipline van jou.

Maar over 1, 3, 5 jaar waar sta jij dan ?

En waar de meeste mensen ?

Wel's een dag gewerkt met pijn omdat je tanden afgebroken waren ?
Wel's gewerkt met 2 uurtjes slaap, de nacht ervoor ?
Wel's gewerkt zonder te hebben geslapen, de nacht ervoor ?

Het was vast makkelijker om toen, tv te gaan kijken.....

Maar dan zou ik nou voor jou een Bullshitter zijn, en niet iemand die je respecteert.

Oh jah, koop de ondernemersbijbel. NU.

Previeuw boek Moneymaker

Moneymaker 2.

Twee dingen waar je dagelijks je tijd aan MOET besteden

Welke 2 zijn dat ?

Tv kijken en op Facebook zitten ?

Zonder BULLSHIT, dus :

SALES & DIRECT MARKETING

Als je iets verkoopt (sales), dan komt er winst binnen.

Als je goed wordt in (direct marketing), dan komt er winst binnen.

Met marketing bespaar je jezelf tijd tijdens het verkopen. Je hoeft tijdens je presentatie niet uit te leggen wie je bent en wat je onderneming doet.

Hoeveel uur per werkdag besteed Jij aan sales ?

Hoeveel uur per werkdag besteed Jij aan Direct Marketing ?

WAT GEBEURT ER ALS JE ALLEEN MAAR JE TIJD BESTEEDT AAN SALES & DIRECT MARKETING ??

Heb je dan meer winst en dus meer geld ?

Einde previeuw

Voor meer info over dit boek van mij, ga naar www.hajrobv.nl

Kleine introductie met oprichting Hajro

Hajro zet zich in voor de mensen in provincie Gelderland, door mensen aan het werk te houden, door te doneren aan Goede Doelen, en door jou te helpen om rijker te leven.

Tegenwoordig is Hajro

een dochteronderneming van Hajro Groep.

De Hajro Groep bestaat uit 20 verschillende ondernemingen,
die allemaal deel uit maken
van 1 overkoepelende organisatie.

We hebben nou verschillende producten & diensten,
en we steunen meer dan 40 Goede Doelen.

Bezoek ons op www.hajrobv.nl

en ontdek wat we nog meer voor jou kunnen betekenen.

Hopelijk word je een lovende klant van ons.

Ik wens je in ieder geval

veel sterkte, voorspoed & geluk.

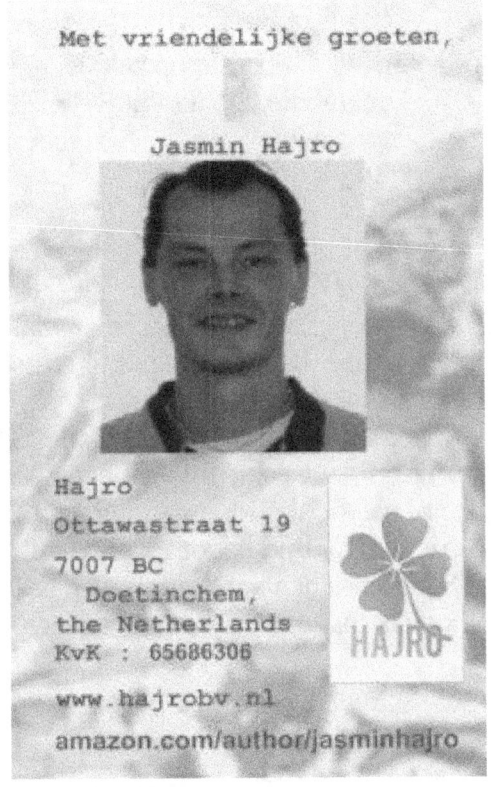

Met vriendelijke groeten,

Jasmin Hajro

Hajro
Ottawastraat 19
7007 BC
  Doetinchem,
the Netherlands
KvK : 65686306

www.hajrobv.nl
amazon.com/author/jasminhajro

Meer boeken van Jasmin Hajro :

<u>Victorious serie :</u>

1. Bouw jouw Fortuin
2. Moneymaker
3. Recept voor Geluk
4. de Reddingsboei voor banken"loyaal bankieren"

5. de Ultieme Winnende Strategie voor ondernemers
6. Gedichten, grapjes en boek
7. Victorie
8. Victorie II
9. Altijd werk & altijd geld op zak, iedere dag
10. Dingen die je Niet wil weten

Work to shine serie :

1. Moeilijke tijden overwinnen
2. Victorie III
3. jouw Eigen Bedrijf starten & succesvol maken, in de keiharde realiteit waar 't niemand interesseert
4. Coole jongen
5. De pen die je 100.000,- euro oplevert
6. Tieten, hoe schrijf ik een boek ?
7. Te persoonlijk, handgeschreven
8. Te persoonlijk, handgeschreven II
9. Beveiligen & beschermen van jouw zaken & jouw bedrijf
10. De kunst van goed advies geven

Mama Azema serie :

Voor jou

You legend serie :

Grote ballen
Vrede religie

Legacy serie :

1. Ziba

2. Je kan het (pre order)
3. de Ultieme Winnende Strategie, voor schrijvers
4. Gewoon doorgaan
5. Meer succes met een flexibele instelling

<u>Overige titels :</u>

Double your profits
Oprichting Hajro, het conglomeraat
Double your profits, extended

<u>Bundels :</u>

Het grootse, beste & meest spectaculaire boek ter wereld
Victorious series
Verdubbel je winst & je banksaldo in 4 maandjes
Work to shine serie
jouw Word een schrijver gids I
jouw Word een schrijver gids II
Maximale winst

Moeilijke tijden overwinnen

Moeilijke tijden overwinnen

Jasmin Hajro

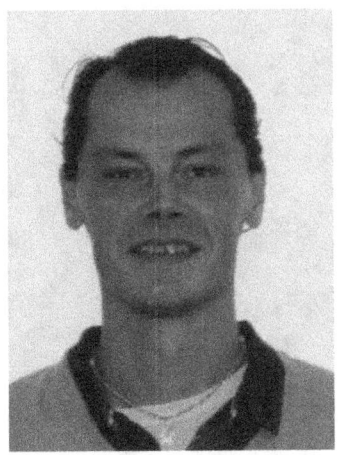

Jasmin Hajro

Omslagontwerp door

Jasmin Hajro

Eerste druk 2019

In dit korte boek ontdek je jouw kracht :

De bio van auteur Jasmin Hajro

&

boek Moeilijke tijden overwinnen

&

Een previeuw van boek Bouw Jouw Fortuin

&

Een kleine kennismaking met oprichting Hajro

De bio van auteur Jasmin Hajro, even kennis maken

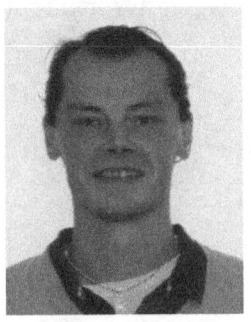

Hallo beste lezer,

hoe gaat het ?

Bedankt voor kopen van boekje Recept voor Geluk.

Mijn naam is Jasmin Hajro, ik ben geboren op 6 juli 1985 in
Bosnie.
Als vluchtelingen kwamen we naar Nederland, 21 jaar geleden.

Na school te hebben doorlopen & verscheidene banen...

Heb ik op 17 december 2012, mijn eerste onderneming
opgericht: beleggingsbedrijf Jasko.
Na een succesvol eerste jaar, heb ik helaas de onderneming
moeten sluiten.

Na een korte periode van rust, ww en tijdelijk werk. Begon ik weer als ondernemer.

Op 1 september 2015, heb ik onderneming Hajro opgericht.
Sinds het begin is de kernactiviteit, het verkopen van setjes wenskaarten, deur tot deur.
Tegenwoordig is het assortiment uitgebreid.

Met o.a. de verkoop van mijn 2 boeken :

Moneymaker & Bouw jouw fortuin.

De royalties van mijn boeken worden gedoneerd aan het Goede Doel : stichting Giveth Life.

Mijn onderneming heet tegenwoordig Hajro Groep,

en bestaat uit 20 verschillende dochterondernemingen,

die onderdeel zijn van 1 overkoepelende organisatie.

Voor meer informatie over mijn onderneming & de stichting, ga naar www.hajrobv.nl

<u>Moeilijke tijden overwinnen</u>

Wat zijn moeilijke tijden ?
Is dat niet voor iedereen anders ?

Er zit moe
in het woord <u>moe</u>ilijke tijden.

Tijden waar je moe van wordt.

Ik werkte in Arnhem in een tapas restaurant,
genaamd Ramblas.
Het eten was heerlijk,
maar ik was aan iets anders toe,
dan in de afwas en de keuken staan werken.

Ik begon aan een thuisstudie voor Wft basis Adviseur,
toen ik in dat restaurant werkte.
's Avonds thuis hoorde ik dat mijn oom Ibro,

die in Bosnie woont, overleden is.

Dingen waren eindelijk de goede kant op aan het gaan.
Ik had eindelijk werk en verdiende geld,
kon mijn rekeningen betalen.
En mijn schulden verminderen.

Nou dit.

Het was alsof alle energie uit me ging.

Ik heb heel gelukkige herinneringen aan
mij jeugd in Bosnie.

Mijn familie maakt deel uit van mijn gelukkige herinneringen.

Iemand vroeg me toen wat ik aan hem mistte ?
Want ik had bijna geen contact met mijn oom gehad.

Blijkbaar gaan die dingen zo,
contacten verwateren ….
Zeker als je ver bij elkaar vandaan woont.

Wat ik mistte was zijn humor,
het me altijd weer goed en gelukkig voelen als ik daar was.
En naar Bosnie op vakantie gaan is niet meer
hetzelfde, als de mensen voor wie je ernaar toe gaat
er niet meer zijn.

Ik heb er over nagedacht...
Want ik heb al 11 boeken geschreven.
Deze die je nu leest is het eerste deel van mijn nieuwe serie :
Work to shine.

Wat voor een boek zou nou Goed zijn voor veel mensen ?
Aan wat voor boek, hebben veel mensen wat?

Wat erin staat, wat zou dat mensen moeten geven ?

Al is het herkenning,

periodes waar ik doorheen ben gegaan &
waar zij ook doorheen gaan.
Om te weten dat je overal wel doorheen komt.
Hoe pijnlijk het ook is
en hoe erg het ook lijkt, momenteel.

Of troost.

Misschien relativatie,
de dingen en de situatie afzwakken &
in het juiste perspectief zien.
Net als een drempel op de weg,
waar je echt wel overheen komt.

Om eerlijk te zijn wil ik dit boek niet schrijven.
Ik heb er nou geen zin in.
Ik moest me er echt toe zetten,
om ervoor te gaan zitten &
te beginnen met schrijven.

Het is zondag notabene.
1 juli
Een nieuwe maand begonnen,
het is prachtig zonnig weer.

Ik ben 's een keer voor de middag opgestaan.

Tjah om mirakuleuze redenen,
ben ik bijna 33 jaar en struggle ik nog steeds
met op tijd opstaan in de ochtend.

Dus wat doet deze Workaholic op
zo'n mooie zondag ?

Beginnen aan een nieuwe boekenserie &
aan een boek dat ie eigenlijk niet wil schrijven.

Nou als je boekVictorie hebt gelezen,

dan weet je dat ik in Bosnie
als kleine jongen voor straf.
Naakt voor het huis moest gaan zitten.

Om dit soort fokking dingen dus,
wou ik dit boek eigenlijk niet schrijven.

Maar goed,
ik ben nou al begonnen....

Dus wat heb je eraan om te weten wat voor een
extreme straf ik kreeg ?

Nou, waar je ook last van hebt,
wat voor kutperiode je ook doormaakt nu.
Hoe moeilijk het ook is voor je...

Je zult nooit naakt voor je huis hoeven te gaan zitten,
voor straf.

Zie je,
je situatie valt al wel een beetje mee.

(Dat is relativeren oftewel
relativatie met een sjiek woord)

En het zal vast wel chic
zijn hoe je het moet en hoort te schrijven.
Maar sjiek ziet er grappiger uit.

Even naar oom Ibro terug,
hij liet een vrouw en twee dochters achter.

Ik baal gewoon heel er dat ik niet iets voor hem heb gedaan,
toen het nog kon.

Ik woon in een land waar ik veel meer mogelijkheden heb,
dan hun in Bosnie hebben.

Ik had hem graag geld willen sturen, iedere maand
En ze bezoeken ieder jaar,
of een aantal keer per jaar.
Ze cadeautjes sturen en meer tijd met ze doorbrengen.

Ik had hem graag mijn geweldige onderneming
& mijn 11 boeken die in 190 landen wereldwijd te koop staan
laten zien..
En de stichting die ik heb opgericht.

Maar dat kan nou niet meer,
oom Ibro is overleden....

Mensen van goud

Dat waren voor mij opa Vejsil en oma Ziba.
Ook zij woonden in Bosnie.
Oma en stiefopa eigenlijk.

Misschien omdat zij meer ervaring met opvoeden hebben,
dan mijn ouders.
Of omdat ik van hun nooit klappen kreeg.

Het was altijd geweldig leuk bij opa en oma.

Veel te danken aan haar

Mijn vaders oudste zus, tante Rahima.

Dankzij haar konden we naar Nederland toe.

Ik heb veel te danken aan haar.

In een korte periode

In de periode dat oom Ibro stierf,
ben ik naar het werk gegaan
& toen weer naar huis.

Ik had er genoeg van
en ben vertrokken.

In die periode,
misschien een half jaar of 1 jaar durende periode.

Stierf tante Rahima aan kanker,

is oma Ziba overleden.

Ik ben toen wel naar Bosnie geweest en
heb haar kist heel eventjes gedragen.

Er stond een lange rij van mensen en de kist werd dan steeds
doorgegeven.

We hadden hier een vriendin van mijn moeder
in onze buurt : Ria.

Die dronk een beetje teveel en had
een rare angst, waardoor ze niet de trap op durfde te lopen.

Het was wel gezellig met haar, als ze op bezoek kwam.

Zij overleed ook aan kanker.

In die periode.

En toen hoorde ik dat oom Vejsil
ook was dood gegaan.

Een tijdje daarvoor waren opa en oma al uit elkaar gegaan.

Maar toch.

Dat waren 5 mensen in een korte tijd.

In die tijd kregen we veel brieven van incassobureau's
en deurwaarders.
Rekeningen die verdubbeld werden
en dat was allemaal volgens de wet.

Jaja.

Het zijn legitieme dieven.

Ik was dus erg boos en verdrietig toen.

Zoals je wel begrijpt,
had ik graag iets meer voor ze gedaan.
Meer tijd met ze doorgebracht.
Ze meer gegeven.

En ze graag laten zien,
hoe ver ik nou ben gekomen.

Van 1 nacht dakloos,
naar 11 boeken geschreven & in 190 landen ereldwijd
gepubliceerd
Plus een goede stichting &
een onderneming met 16 dochterondernemingen.

Maar daar is het nou te laat voor.
Ze zijn dood.

Ik ben gestopt met drugs gebruiken,
nadat ik door teveel te nemen,

in een coma lag.

Nou als je zelf gebruikt of iemand kent die dat doet..
En je vindt het zonde &
wil graag clean zijn
of iemand helpen om het te worden.

Dan is het misschien goed om te weten,
wat ik erna deed.

Dat was netzo belangrijk.

Ik besloot natuurlijk om het niet meer te doen.
Ik kon het ook niet meer.
Ik kreeg volgens mij een angstaanval,
toen ik een joint probeerde te roken.
Want ik was aan het trillen,
en vroeg me af of ik een hartaanval ging krijgen.

Wat ik erna deed...

Niet meer van die rotzooi kopen.
Niet meer met mensen omgaan die gebruiken.
Ja ik zat veel thuis en het was kut,
maar het was beter.

Ik begon fanatieker met mijn schaak hobby
bezig te zijn.

Ik ging wandelen.

Ik vond mensen die gebruikten LOSERS

Ik ben toen een keer in elkaar gezakt,
en ben toen gestopt met drinken
van alcohol.

Wat ik erna deed...
Was niet meer naar de kroeg gaan.
Niet meer uit gaan.
Veel thee en koffie zuipen.

Wandelen.
Lezen.
Naar audioboeken en motiverende video's op
youtube kijken.

Zelf schrijven.

Niet meer naar plaasten en mensen
toe gaan waar alcohol gedonken werd.

Ja ik zal veel thuis als een kluizenaar.

Maar het was beter.

Rekeningen en schulden

Rekeningen en schulden zijn geen last,
maar verantoordelijkheden.

En mensen die nog geld van je moeten krijgen,
zijn mensen die je vertrouwen
of hebben vetrouwd.

En met dat soort mensen ga je het goed maken.
Hoe lang het ook duurt.

Doe al je nota's in 1 mapje en zet dat ding uit het zicht,
in een la of zo.

Zet wat cash geld om je heen.

En focus je op geld verdienen,
geld sparen,
en voor je verantwoordelijkheden zorgen.

Kut om ouder te worden

Klote he ?

Ieder jaar, een jaartje ouder.

Dat vond ik ook.
En ik vond het vooral erg om 30 jaar te worden.
Want ik ik had gehoord of dacht
dat je na je dertigste jaar
gaat aftakelen.
Dat alles minder wordt en minder goed gaat werken.

En ik dacht eraan om als ik 80 jaar ben,
en niks het meer doet
om mezelf op de een of andere manier om te leggen.

Totdat iemand zei :
Hoe ouder hoe beter

En dat is de fokking waarheid,
wat ouder worden betreft.

Sommige kinderen halen de 10 jaar niet eens.

Sommige mensen worden niet eens 18 jaar oud.

En jij bent 30 of 40 of 50 en jarig
& je mag nog een jaar leven.

Hoe een geweldig cadeau is dat...
Je kan zoveel doen en ervaren. En genieten.
Wees blij
Hoe ouder, hoe beter.

<u>Het Betere</u>

Falen en op je bek gaan is goed voor je.
En afgewezen worden ook.

Want daarna komt het Betere op je pad.

Ik had een oplossing voor de banken,
netjes uitgetypt en al.
Ze wouden het niet.

Een tijd daarna heb ik van mijn oplossing
een boek gemaakt. Het Betere

boek de Reddingsboei voor banken
"loyaal bankieren"

Ik vroeg voor de 2de keer een bijstanduitkering aan.
Het werd afgewezen.

Ik ben toen naar huis gelopen,
en heb mijn 3de boek geschreven :
boek Recept voor Geluk
het Betere

Zo zal het bij jou ook gaan.
Wanhoop niet. Werk naar je doelen & dromen toe.
Het Betere komt

<u>een Doe boek</u>

Nou, zo als je misschien ondertussen al weet
schrijf ik best korte boeken.

En Non fictie.
Gewoon feiten en levenservaringen.

Met vaak dingen die je kan doen,
of moet doen.
Acties die je kan uitvoeren,
zodat je resultaten krijgt.

Waarschijnlijk heb je al begrepen dat door alleen
aan 10 euro te denken,
het tientje niet in je zaqk manifesteert.

Maar als je iets doet wel.
Zoals eventjes werken.

Ik zou je graag mijn boek Recept voor Geluk
aanraden.

Daarin staan tips en adviezen die je makkelijk kan doen &
die je helpen om minder stress te hebben.
Gelukkiger en gezonder te zijn.

En ook een beetje om moeilijke tijden te overwinnen.

Op een handje tellen

Die nacht op straat is eigenlijk het beste wat me
is overkomen.

Het heeft peper in mijn reet gedaan,
om hard aan het werk te gaan.
En meer uit mezelf te halen.

Het heeft me ook geleerd,
dat er maar weinig mensen altijd voor je klaar staan.
Die kun je op 1 handje tellen.

Wat je ook hebt gedaan,
en hoe je je ook hebt gedragen.
Zij zijn er voor je.

Dat kunnen best je pa en ma zijn.

Bedank ze,
waardeer ze.

Zet ze in het zonnetje &

maak ze trots.

Nou weet je ook aan welke mensen je je waardevolle
tijd kan besteden. En aan de rest dus niet.

En dat

Wat ik nadat ik gestopt was met drugs en drank
ook ging doen was

Werken

Het waren niet altijd de leukste baantjes.

Maar werken heeft echt mijn leven verandert.

Dat zal het bij jou ook doen.

Werk is je beste vriend,
je kan er altijd op rekenen.
Je kan er ook altijd geld van 'lenen'
nadat je hebt gewerkt.

Het helpt als je het werk leuk vindt.
Is dat momenteel niet zo,
blijf dan zoeken tot je werk vindt waar je
veel mensen mee kan helpen en waar je
veel mensen mee blij kan maken.
Dan voel je je ook veel beter over het werk wat je doet.
Ook al is het ijs verkopen.

Daar wordt iedereen blij van.

Die magere maanden

En hoe zit het met die maanden dat je maar een paar tientjes
verdiende ?

Ik word miljonair of sterf werkende ernaar toe.

Dus fokking goed.

Mijn Victorious serie van 10 boeken &
nog eentje,
laten jou zien :

Dat als je echt iets wil,
dan kun je het ook.

Wat ze ook zeggen.

Teken een visie van wat je wil,
schrijf je doelen op,
En blijf doorgaan & doorzetten totdat je het hebt bereikt.

Dat voor de hand liggende recept

Het gaat ongeveer zo :

Schrijf op wat je wil bereiken in het leven

Leer, Werk & Zet door totdat je het hebt gerealiseerd

Ongeveer hetzelfde proces als je rijbewijs halen.
Of eten koken.
Of je diploma halen.
Of het schrijven van een boekje.

Spaar een deel van je geld &
doneer wat aan Goede Doelen.

Blijf lezen, naar audioboeken luisteren
en je zelf ontwikkelen. Groei.

Leer het 80/20 principe,
zodat je alleen de belangrijkste dingen gaat doen,
die je de meeste resultaten geven.

Dan voel je je ook beter over jezelf &
dat helpt je ook om
moeilijke tijden te overwinnen.

Leer dat het niet uitmaakt wat mensen zeggen

Om de dingen te bereiken die jij wil in jouw leven,
maakt het alleen uit wat jij denkt en wat jij DOET

Als je dit een goed boek vindt,
wil je dan zo vriendelijk zijn
om het aan te raden
bij mensen die jij kent.

Zodat ook zij ermee vooruit worden geholpen.

Dank je.

Previeuw Bouw Jouw Fortuin

<u>het Betaal jezelf eerst principe</u>

Het betaal jezelf eerst principe.

Het betekent dat wanneer je jouw geld ontvangt,
je eerst jezelf betaalt door bijvoorbeeld een tiende opzij te
zetten.

Om het resultaat hiervan te verduidelijken,
maken we een voorbeeld berekening.

Je verdient bijvoorbeeld 3000,- euro per maand.
En je betaalt jezelf eerst,

oftewel : je zet een tiende (10%) van je inkomen opzij.
Dus 300,- euro per maand.

Het jaar heeft 12 maanden,
dus na 1 jaar heb je (12 x 300) = 3600,- euro.
Na 1 jaar heb je een heel maand salaris opzij gezet.

Als je iedere maand een tiende opzij zet,
hoeveel heb je dan na 10 jaar ?

(3600 x 10) = 36000,- euro.
Dus na 10 jaar heb je 36000,- euro
oftewel een heel jaar salaris opzij gezet.

Verderop in dit boek : Bouw jouw Fortuin,
ziet u hoe u dat bedrag dat u maandelijks opzij zet.
Harder kunt laten groeien.

Previeuw Bouw Jouw Fortuin

10 % van alles

Het is belangrijk dat wanneer je eerst jezelf betaalt,
door 10 % opzij te zetten.
Dat je 10 % van alles opzij zet.

Natuurlijk 10 % van je inkomen.

Maar ook 10 % van de fooi als je die krijgt,
ook 10 % van je toeslagen,
ook 10 % van je cadeaugeld,
ook 10 % van je 13de maand,
ook 10 % van je bonus,
ook 10 % van je loonsverhoging,
ook 10 % van je belasting teruggaaf,
ook 10 % van je welkomstpremie.

Vanuit welke hoek of van wie dan ook je geld ontvangt,
het eerste wat je doet is jezelf eerst betalen.
Door een tiende ervan opzij te zetten.

Einde previeuw

Voor meer informatie over dit boek , ga naar onze verbeterde
website : www.hajrobv.nl

Previeuw boek Moneymaker

Moneymaker 3.

de bijbel voor ondernemers, geschreven door een ondernemer.
Dus jouw dagelijkse kost.

Nee, het gaat niet over GOD.

Er staat, geschreven door een ondernemer.....

JIJ LEEST ALLEEN MAAR BOEKEN DIE GESCHREVEN
ZIJN DOOR MENSEN DIE EEN EIGEN BEDRIJF
HEBBEN !!
Begrijp je dat ?

Zo voorkom je dat je geest voedt met BULLSHIT.
En dat je BULLSHIT gaat modelleren.
Dus bespaar je jezelf tijd en geld.

Ok, dan even over die Ondernemersbijbel.
Het heet No Excuses, the Power of self discipline En is
geschreven door Brian Tracy

En ja die heeft een eigen bedrijf. Anders stond zijn naam hier
Niet.

Het komt toch op zelf discipline neer.
En zelf discipline maakt dat jij je heel erg Goed voelt over
jezelf.

Als je gaat sporten bijvoorbeeld, terwijl de meeste mensen tv
aan het kijken zijn.
Als je op zaterdag werkt, terwijl de meeste mensen weekend
houden.
Als je op zondag een stap zet richting het bereiken van je
doelen.

Bovenstaande 3 voorbeelden, vereisen zelf discipline van jou.

Maar over 1, 3, 5 jaar waar sta jij dan ?

En waar de meeste mensen ?

Wel's een dag gewerkt met pijn omdat je tanden afgebroken
waren ?
Wel's gewerkt met 2 uurtjes slaap, de nacht ervoor ?
Wel's gewerkt zonder te hebben geslapen, de nacht ervoor ?

Het was vast makkelijker om toen, tv te gaan kijken.....

Maar dan zou ik nou voor jou een Bullshitter zijn,
en niet iemand die je respecteert.

Oh jah, koop de ondernemersbijbel. NU.

Previeuw boek Moneymaker

Moneymaker 2.

Twee dingen waar je dagelijks je tijd aan MOET besteden

Welke 2 zijn dat ?

Tv kijken en op Facebook zitten ?

Zonder BULLSHIT, dus :

SALES & DIRECT MARKETING

Als je iets verkoopt (sales), dan komt er winst binnen.

Als je goed wordt in (direct marketing), dan komt er winst binnen.

Met marketing bespaar je jezelf tijd tijdens het verkopen. Je hoeft tijdens je presentatie niet uit te leggen wie je bent en wat je onderneming doet.

Hoeveel uur per werkdag besteed Jij aan sales ?

Hoeveel uur per werkdag besteed Jij aan Direct Marketing ?

WAT GEBEURT ER ALS JE ALLEEN MAAR JE TIJD BESTEEDT AAN SALES & DIRECT MARKETING ??

Heb je dan meer winst en dus meer geld ?

Einde previeuw

Voor meer info over dit boek van mij, ga naar www.hajrobv.nl

Kleine introductie met oprichting Hajro

Hajro zet zich in voor de mensen in provincie Gelderland,
door mensen aan het werk te houden,
door te doneren aan Goede Doelen,
en door jou te helpen om rijker te leven.

Tegenwoordig is Hajro
een dochteronderneming van Hajro Groep.

De Hajro Groep bestaat uit 20 verschillende ondernemingen,
die allemaal deel uit maken
van 1 overkoepelende organisatie.

We hebben nou verschillende producten & diensten,
en we steunen meer dan 40 Goede Doelen.

Bezoek ons op www.hajrobv.nl

en ontdek wat we nog meer voor jou kunnen betekenen.

Hopelijk word je een lovende klant van ons.

Ik wens je in ieder geval

veel sterkte

voorspoed & geluk.

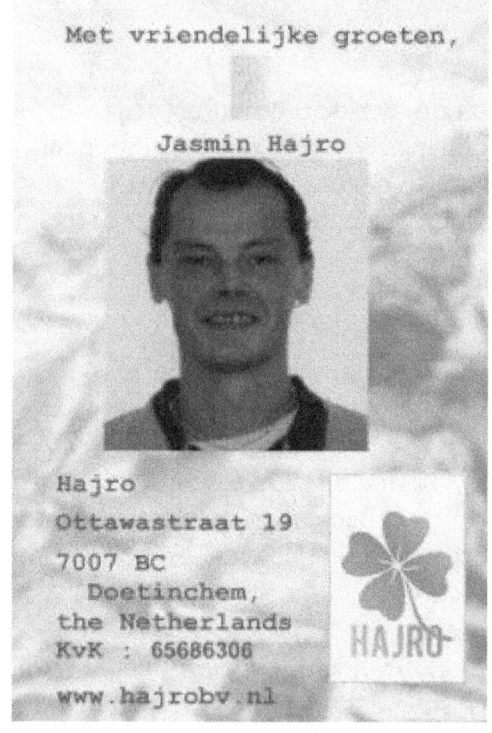

Met vriendelijke groeten,

Jasmin Hajro

Hajro
Ottawastraat 19
7007 BC
  Doetinchem,
the Netherlands
KvK : 65686306

www.hajrobv.nl

Je vindt mij ook op : www.jasminhajro.nl

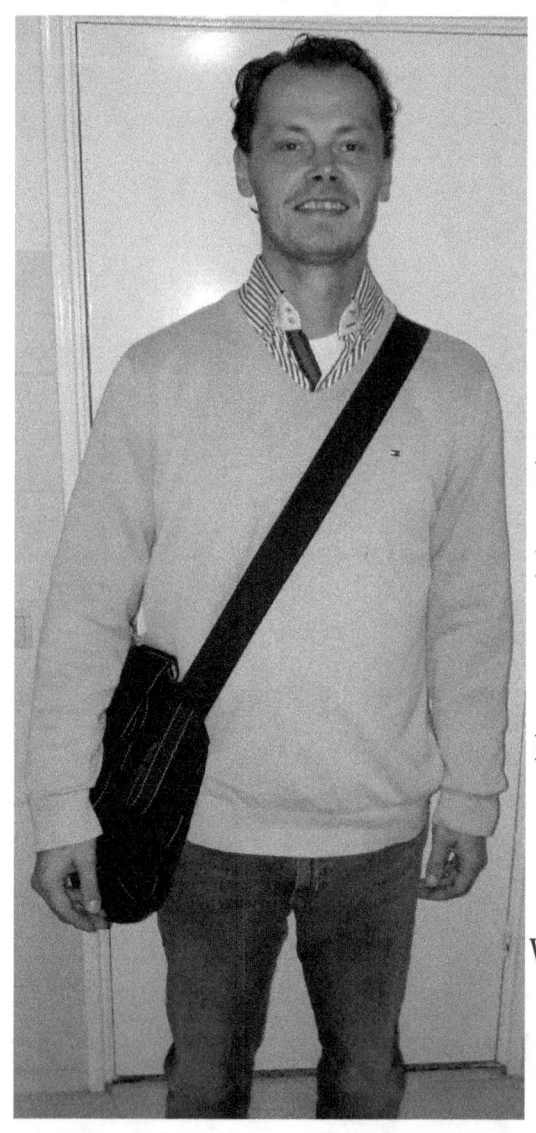

Hi there…
How are you ?
My name is
Jasmin Hajro, I
am the founder
of establishment
Hajro, &
foundation
Giveth Life. And
the author of 23
books, which are
available (in
Dutch & English)
in 190 countries
worldwide.
Establishment
Hajro specializes
in direct selling
sets of birthday
greetingcards.
We now have self
designed gold
colored Unique
ones.
And donates part of it's proceeds to more than 40
charities in the Netherlands.

What's in it for me ?

First of all ...by buying from Jasmin you also donate to 40 charities...

2nd...His books will help you to enjoy exciting true stories,

help you to improve your sales ...even double them...

help you to make more profits,

help you to write your book or series of books,

help you to get a grip on your money and make it grow

and also Jasmin will help you to reduce stress and live happier.....

My books have strategies and stuff from real life that will also work for you.

To get my newsletter with weird facts & to Get in touch with me go to : **www.jasminhajro.nl**

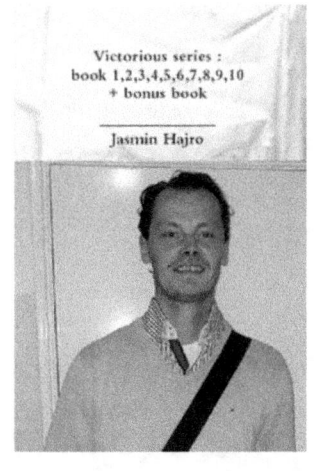

Victorious series :
book 1,2,3,4,5,6,7,8,9,10
+ bonus book

Jasmin Hajro

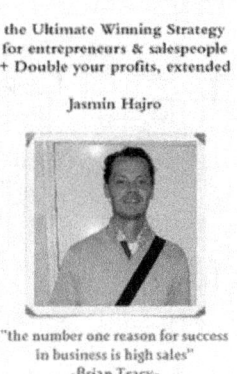

the Ultimate Winning Strategy
for entrepreneurs & salespeople
+ Double your profits, extended

Jasmin Hajro

"the number one reason for success
in business is high sales"
-Brian Tracy-

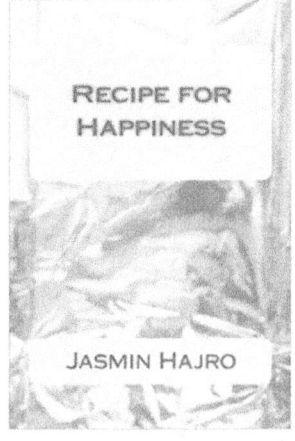

RECIPE FOR
HAPPINESS

JASMIN HAJRO

www.ingramcontent.com/pod-product-compliance
Lightning Source LLC
Chambersburg PA
CBHW060423290526
45791CB00002B/856